BEI GRIN MACHT SICH IHR WISSEN BEZAHLT

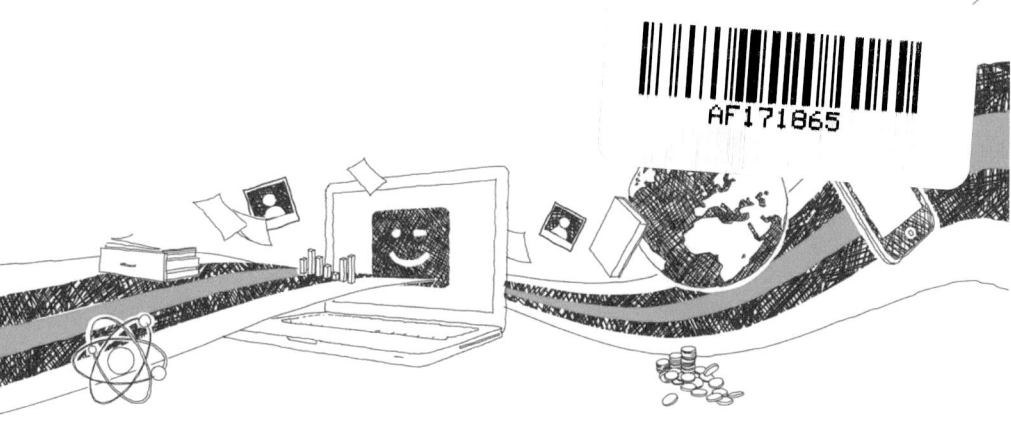

- Wir veröffentlichen Ihre Hausarbeit, Bachelor- und Masterarbeit

- Ihr eigenes eBook und Buch - weltweit in allen wichtigen Shops

- Verdienen Sie an jedem Verkauf

Jetzt bei www.GRIN.com hochladen und kostenlos publizieren

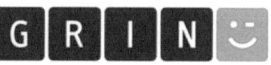

Bibliografische Information der Deutschen Nationalbibliothek:

Die Deutsche Bibliothek verzeichnet diese Publikation in der Deutschen Nationalbibliografie; detaillierte bibliografische Daten sind im Internet über http://dnb.d-nb.de/ abrufbar.

Dieses Werk sowie alle darin enthaltenen einzelnen Beiträge und Abbildungen sind urheberrechtlich geschützt. Jede Verwertung, die nicht ausdrücklich vom Urheberrechtsschutz zugelassen ist, bedarf der vorherigen Zustimmung des Verlages. Das gilt insbesondere für Vervielfältigungen, Bearbeitungen, Übersetzungen, Mikroverfilmungen, Auswertungen durch Datenbanken und für die Einspeicherung und Verarbeitung in elektronische Systeme. Alle Rechte, auch die des auszugsweisen Nachdrucks, der fotomechanischen Wiedergabe (einschließlich Mikrokopie) sowie der Auswertung durch Datenbanken oder ähnliche Einrichtungen, vorbehalten.

Impressum:

Copyright © 2015 GRIN Verlag, Open Publishing GmbH
Druck und Bindung: Books on Demand GmbH, Norderstedt Germany
ISBN: 9783668269989

Dieses Buch bei GRIN:

http://www.grin.com/de/e-book/337541/die-anwendung-von-aromatherapie-in-der-pflege-ein-internationaler-vergleich

Andre Günther

Die Anwendung von Aromatherapie in der Pflege. Ein internationaler Vergleich zwischen Deutschland und der Schweiz

GRIN Verlag

GRIN - Your knowledge has value

Der GRIN Verlag publiziert seit 1998 wissenschaftliche Arbeiten von Studenten, Hochschullehrern und anderen Akademikern als eBook und gedrucktes Buch. Die Verlagswebsite www.grin.com ist die ideale Plattform zur Veröffentlichung von Hausarbeiten, Abschlussarbeiten, wissenschaftlichen Aufsätzen, Dissertationen und Fachbüchern.

Besuchen Sie uns im Internet:

http://www.grin.com/

http://www.facebook.com/grincom

http://www.twitter.com/grin_com

Ernst-Abbe-Fachhochschule Jena

Fachbereich Sozialwesen

Bachelorstudiengang Pflege/ Pflegeleitung

Exkursionsbericht

Modul: SW.1.662: Internationale Entwicklungen in der Pflege

Thema: Die Anwendung von Aromatherapie in der Pflege - ein internationaler Vergleich zwischen Deutschland und der Schweiz

Datum: 29.09.2015

Inhalt

1. Einleitung 2

2. Methodik 3

3. Einführung in die Aromatherapie 4

4. Pflegerische Anwendung von Aromatherapie 5

    4.1 Pflegerische Anwendung von Aromatherapie in Deutschland 5

    4.2 Pflegerische Anwendung von Aromatherapie in der Schweiz 7

    4.3 Vergleich der pflegerischen Anwendung von Aromen in Deutschland und der Schweiz 8

5. Zusammenfassung 9

6. Schlusswort 10

7. Literaturverzeichnis 11

1. Einleitung

Medizin ist die „Wissenschaft vom gesunden und kranken Organismus des Menschen, von seinen Krankheiten, ihrer Verhütung und Heilung" (www.Duden.de). Die moderne Schulmedizin befasst sich auf dem Bereich der Heilung und Verhütung von Krankheiten größtenteils mit künstlich hergestellten Medikamenten, welche teilweise hohe Konzentrationen von Wirkstoffen enthalten. Diese sind wahre Chemiewunderwerke. Der Ursprung der heutigen Medikamente hingegen liegt in den heilenden Kräften der Natur. Aus Pflanzen und anderen Naturprodukten wurden einst Sude, Salben und Tinkturen hergestellt, Tees gekocht und Wickel angewendet. Diese ursprüngliche Form der Medizin, im Sinne von Medikamenten und Therapie, wird heute als Naturheilkunde bezeichnet. Sie umfasst neben der Phytotherapie weiterhin Aspekte der Hydrotherapie, Ernährungstherapie sowie die Anwendung von Licht, Luft, Bewegung und Hilfen zur Lebensordnung (vgl. Kneipp 1889). Diese Verfahren der Naturheilkunde sind mittlerweile nur noch ein Randbereich der Medizin, finden jedoch unterstützend zur Schulmedizin durchaus auch heute noch Anwendung. Besonders in der professionellen Pflege von erkrankten oder gebrechlichen Menschen kommen diese Naturheilverfahren durchaus regelmäßig zum Einsatz.

Im Rahmen einer Exkursion der Ernst-Abbe-Hochschule Jena wurde in der Schweiz eine Woche lang Augenmerk auf den Einsatz alternativer Therapiemöglichkeiten in der Pflege gelegt. Wir Bachelor-Studierenden des Jenaer Fernstudienganges *Pflege/Pflegeleitung* haben zusammen mit den Pflegestudenten der HES-SO Valais-Wallis verschiedene Themengebiete der alternativen Therapiemöglichkeiten kennengelernt. So besuchten wir z.B. Workshops zu den Themen Taping, Mindfulness Based Stress Reduction (MBSR), Hydrotherapie, Fußreflexzonenmassage-Therapie sowie den Einsatz von Bienenprodukten und Heilpflanzen. Ein weiteres, für die Pflege weit verbreitetes, Themengebiet ist die Anwendung der Aromatherapie.

In der folgenden Arbeit möchte ich aufzeigen, weshalb Aromatherapie in der Pflege ein beliebtes Hilfsmittel darstellt und wie dieses Hilfsmittel in Deutschland und in der Schweiz angewendet wird.

2. Methodik

In erster Linie wurden die Workshop-Inhalte aufgearbeitet, um zu verstehen, wie Aromatherapie funktioniert bzw. wie häufig sie Anwendung in der Pflege findet. Darüber hinaus wurden zur Vertiefung teilweise Inhalte aus Sebastian Kneipps Werk *So sollt ihr leben (1889)* hinzugezogen.

Um einen Vergleich zwischen Deutschland und der Schweiz ziehen zu können, wurde per E-Mail Kontakt zu zwei Bachelor-Absolventinnen des Pflegestudienganges 2014, der HES-SO Valais-Wallis, hergestellt. Durch die Beantwortung der unten stehenden Fragen konnten Informationen über die dortige Anwendung von Aromatherapie eingeholt werden. So erhielt ich Angaben über die Anwendung der benannten Therapie auf einer psychiatrischen Station des Spitalzentrums Oberwallis sowie einer internistischen Station des Stadtspitals Triemli in Zürich. Die hiesige Anwendung von Aromatherapie im Akutkrankenhaus wird durch meine eigenen Beobachtungen und Erfahrungen im täglichen Arbeitsleben eingebracht. Ebenso fließen hierbei Daten aus einer internistischen Station des Uniklinikums Jena und einer psychiatrischen Station des Asklepios Fachklinikums in Stadtroda in den Ländervergleich ein.

Folgende Fragestellungen sollten dabei als Vergleichspunkte dienen:
- Wie viele und welche Aromen sind auf den Stationen vorhanden?
- Welcher Berufszweig wendet diese Aromen an?
- Welche Applikationsformen der Aromaöle werden genutzt?
- Sind Standards zur Anwendung von Aromen implementiert?

Diese Arbeit bezieht sich lediglich auf den Vergleich dieser vier Stationen und vermag es nicht, Rückschlüsse auf das jeweilige gesamte Land zuzulassen, da mir der Datenpool dafür zu gering erscheint.

Die gesamte Erarbeitung der Inhalte nahm den Zeitraum zwischen 17.08.2015 bis 08.09.2015 in Anspruch.

3. Einführung in die Aromatherapie

Aromen sind allgegenwärtig. Der Geruchssinn des Menschen läuft ständig auf Hochtouren. Selbst wenn der Mensch dies nicht immer aktiv wahrnimmt, so erkennt und interpretiert der menschliche Geruchssinn permanent seine Umgebung. Die moderne Aromatherapie beinhaltet den gezielten Einsatz von umfangreichen ätherischen Ölen, welche konzentrierte Wirkstoffe von Pflanzen enthalten, die durch Destillation gewonnen werden. Die Aufnahme der Öle kann mittels Diffuser, per Inhalation der Raumluft oder aber transdermal, z.b. durch Wickel oder Streichungen, erfolgen. Bei der Verabreichung der Essenzen ist stets die empfohlene Konzentration der physiologischen Dosierung zu beachten (0,5 - 1%), da die Essenzen nie unverdünnt angewendet werden dürfen. Trägerstoffe können hier verschiedene Öle oder wässrige Substanzen sein, wie z.B. Tee, Milch oder Salzwasser. Zur Herstellung einer solchen Lösung sollten stets ausgebildete Fachkräfte, z.b. Aromatherapeuten, hinzugezogen werden. Bei der weiteren Wirkungsweise der Aromen im Körper spielt das olfaktorische und limbische System eine große Rolle. Die Verarbeitung der Essenzen kann je nach Quellpflanze, biochemischem Aufbau und Applikationsform beispielsweise hormonregulierende, antiphlogistische oder antiseptische Effekte erzielen (Vgl. Albert 2015).

Vor der Anwendung von aromatherapeutischen Maßnahmen ist stets eine ausgiebige Anamnese zu erstellen, um Vorlieben oder Abneigungen des Klienten herauszufiltern und so die optimale Therapie möglich zu machen.

4. Pflegerische Anwendung von Aromatherapie

Die Anwendung von Aromen ist nicht rezeptpflichtig und kann somit auch von nichtärztlichem Personal nach vorheriger Schulung und Absprache im multidisziplinären Team selbstständig zur Unterstützung der medikamentösen Therapie angewendet werden. Im Zuge des im Pflegesektor wachsenden Bestrebens, sich zu professionalisieren und mehr Eigenverantwortung zu übernehmen, wächst das Interesse an Aromapflege stetig (vgl. Albert 2015).

4.1 Pflegerische Anwendung von Aromatherapie in Deutschland

Wie bereits beschrieben, stützt sich die Beurteilung der Anwendung der Aromatherapie in der deutschen Pflege auf meine eigenen Erfahrungen. Vorab lässt sich sagen, dass ich den Anwendungsumfang des beschriebenen Therapieverfahrens in Deutschland prinzipiell nur als peripher wahrgenommen habe.
Am Uniklinikum Jena sind mir bisher lediglich zwei Aromaöle aufgefallen, Pfefferminz- und Lavendelöl. Diese kommen meist auf onkologischen oder Palliativstationen zum Einsatz. Dabei wird das Ziel verfolgt, den Patienten durch gewisse olfaktorische Reize den Aufenthalt bzw. den Krankheitsverlauf angenehmer zu gestalten, indem unangenehme Gerüche mittels Aromaöl überdeckt werden. Hierfür werden die Aromen über Diffuser im Patientenzimmer verteilt. Diese Maßnahme soll zur Steigerung des Wohlbefindens und der Zufriedenheit der Patienten beitragen. Weiterführend hat der Einsatz von Lavendelöl hierbei eine beruhigende Wirkung, weshalb dieses Öl oftmals in Zimmern vernebelt wird, in denen Patienten mit Schlafstörungen liegen.
Pfefferminzöl wird häufig auch zur transdermalen Anwendung genutzt. Das kühlend wirkende Öl wird dabei mit einer Trägercreme gemischt und auf den Rücken aufgetragen. Dieser Vorgang der atemstimulierenden Einreibung soll zur Pneumonieprophylaxe beitragen. Allerdings kommt dafür oft auch das zum Teil künstlich hergestellte s.g. *Aktivgel* zum Einsatz, das ebenfalls ätherische Öle enthält und kühlend wirkt. Durch den Kältereiz wird die Atemintensität des Patienten gesteigert, was Atelektasen entgegenwirkt. Des Weiteren wird die Durchblutung des Hautareals dorsal der Lunge gefördert, was wiederum eine verbes-

serte Durchblutung des darunter liegenden Gewebes zur Folge hat. Die Lunge wird verstärkt mit Blut versorgt, was einen intensiveren Gasaustausch zur Folge hat. Dies wiederum beeinflusst den Atemantrieb und die Belüftung der jeweiligen Lungenarela in positiver Weise.

Auf einer psychiatrischen Station des Asklepios Fachklinikums Stadtroda habe ich die Methode der Raumaromatisierung nicht wahrgenommen. Allerdings kam auch hier die atemstimulierende Einreibung mit Aktivgel zum Einsatz. Zur Anwendung kam daneben eine weitere transdermale Methode: Wenn Patienten über Kopfschmerzen klagten, wurde von der Pflegekraft eine Lösung mit Pfefferminzöl auf die Schläfen aufgetragen und einmassiert. Durch die kühlende Wirkung der Lösung entsteht auf transdermalem Weg ein neuer Reiz, der den Schmerzreiz vorübergehend verdrängt. Hierbei ist zu erwähnen, dass der praktische Einsatz von Pfefferminzöl stark von der diensthabenden Pflegekraft abhängig ist. Je nach Überzeugung der Pflegekraft von der Effektivität der Aromatherapie werden Aromen eingesetzt oder nach Arztrücksprache eine medikamentöse Therapie bevorzugt.

Weitere Anwendungen der Aromatherapie habe ich weder in der Stadtrodaer noch in der Jenaer Klinik wahrgenommen. Die genannten Maßnahmen werden auf beiden Stationen vorwiegend von Pflegekräften selbstständig eingesetzt, nur selten findet die atemstimulierende Einreibung auch durch Physiotherapeuten Anwendung.

Zu erwähnen ist, dass in beiden Einrichtungen keine Verfahrensanweisungen oder Pflegestandards zur Aromatherapieanwendung existieren und auf den genannten Stationen auch kein ausgebildeter Aromatherapeut zugegen war. Lediglich zur Pneumonieprophylaxe an sich gibt es einen Pflegestandard, welcher allerdings nicht direkt die Anwendung von und den Umgang mit Aromen erklärt. Eine pflegerische Anamnese bezüglich bevorzugter oder nicht tolerierter Aromen findet in beiden Einrichtungen nicht statt.

4.2 Pflegerische Anwendung von Aromatherapie in der Schweiz

Die pflegerische Anwendung aromatherapeutischer Maßnahmen in der Schweiz ist sehr umfangreich und fest in der Pflegetätigkeit etabliert.
Auf einer psychiatrischen Station des Spitalzentrums Oberwallis wird den Patienten bereits bei der Pflegeanamnese die Möglichkeit einer Aromatherapie angeboten. Bei Interesse seitens des Patienten wird dann eine spezielle Anamnese zur Aromatherapie eingeleitet, um Duftvorlieben oder -abneigungen festzustellen. Je nach Bedarf und Situation wird dann die indizierte Aromatherapiemaßnahme täglich oder auf Patientenwunsch angewendet. Hier werden Maßnahmen, wie Raumaromatisierung, Bäder oder Teilbäder sowie Streichungen angeboten. Vor der erstmaligen Anwendung wird ein dermatologischer Schnelltest durchgeführt, um eventuelle Unverträglichkeiten festzustellen.
Das Angebot ätherischer Öle ist im Oberwalliser Spitalzentrum sehr umfassend. Hier findet man neben Lavendel- und Pfefferminzöl auch Aromen, wie z.B. Orange, Immortelle, Bergamotte und Zitrone. Weiterhin sind Aromamischungen in Form von Aktivierungs- und Entspannungsölen vorhanden. Je nach Anwendungsform kann damit Schlafstörungen, Antriebslosigkeit, Angst und Unruhe sowie verminderte Aufmerksamkeit entgegengewirkt werden. Neben den Wirkungszielen, wie Entspannung, Schlafförderung oder Schmerzlinderung, werden hier auch personengebundene Pflegeziele angesteuert. Dies kann z.B. die Schaffung gesundheitsfördernder Rituale oder das Kennenlernen neuer Möglichkeiten zur Krisenintervention sein. Auch die Steigerung der Selbstkompetenz und Eigenverantwortung psychisch erkrankter Patienten spielt hier eine große Rolle, da die Patienten in bestimmten Krisensituationen zwischen Bedarfsmedikation und Aromaanwendung wählen können.
Auf einer internistischen Station des Stadtspitals Triemli in Zürich wird in ähnlichem Umfang Aromatherapie angewendet. Die Raumaromatisierung bei palliativen oder präfinalen Patienten ist hier ebenso alltäglich, wie s.g. *Fieberwasser-Wickel* bei erhöhter Temperatur. Bei der Versorgung palliativer oder präfinaler Patienten werden Düfte im Patientenzimmer eingesetzt, die der Patient früher gern gerochen hat. Ist dies nicht möglich, kommen oftmals Rosenduft-, Lavendel-, Orange- oder auch Pfefferminzaromen mittels Diffuser zum Einsatz.

Zur Anwendung von Fieberwasser-Wickeln werden Tücher in kaltem Wasser getränkt, zu dem vorher 3-4 Tropfen eines s.g. *Fieber-Öls* hinzugegeben wurden. Das Fieber-Öl stellt eine vorgefertigte Mischlösung verschiedener Essenzen von Heilpflanzen dar. Diese Tücher werden dann bei hyperthermischen Patienten um die Waden gewickelt, was die Thermoregulation anregen soll.
Auch die atemstimulierende Einreibung zur Pneumonieprophylaxe wird hier täglich angewendet. Dabei werden allerdings nicht nur Pfefferminzaromen, sondern auch Eukalyptusöl eingesetzt.
Neben den bereits genannten Aromen werden auch Zitronen-, Bergamotte- sowie Ingweressenzen appliziert, um durch verschiedene Applikationsformen die Linderung von Angst, Unruhe, Depressionen, Schmerzen, Schlafstörungen, Hypertonie, Übelkeit und Erbrechen sowie Fieber herbeizuführen. Eine ausführliche Pflegeanamnese mit vorheriger Erfassung von Duftvorlieben oder -abneigungen ist hier ebenso selbstverständlich, wie im Wallis.
Es ist anzumerken, dass sich in beiden Kliniken ausführliche Standards zur Anwendung von Aromatherapie finden lassen und dort ausgebildete Fachkräfte im Bereich der Aromatherapie vorhanden sind. Durchgeführt werden die Maßnahmen meist durch speziell geschultes Pflegepersonal.

4.3 Vergleich der pflegerischen Anwendung von Aromen in Deutschland und der Schweiz

Grundlegend lässt sich feststellen, dass Aromatherapie ein großer und effektiver Zweig der alternativen Therapiemöglichkeiten ist, welcher sowohl in der Schweiz als auch in Deutschland durch Pflegende durchgeführt wird. Dies scheint allerdings die einzige Gemeinsamkeit im Ländervergleich zu sein.
Durch fehlende Standards, Verfahrensanweisungen und Kenntnisse wird die Aromatherapie in Deutschland nur inkonsequent und vernachlässigt von einzelnen interessierten Pflegekräften durchgeführt, die meist keine aromatherapeutische Ausbildung genossen haben. Dementsprechend wird der Aromapflege im deutschen Raum nur wenig Relevanz zugesprochen.
In der Schweiz hingegen nimmt die Pflege der Patienten mittels Aromen einen deutlich höheren Stellenwert ein und wird folglich konsequenter, effektiver und

häufiger eingesetzt. Beide Schweizer Spitäler besitzen darüber hinaus sowohl Pflegestandards zur Anwendung der Aromen als auch speziell geschultes Personal. Dass die Relevanz der Aromatherapie für die Pflege in beiden Ländern sehr verschieden ist, sieht man nicht zuletzt auch daran, dass die Summe der vorhandenen Aromaöle auf den Stationen stark variiert. So sind die vorhandenen Aromen auf den beiden deutschen Stationen in wesentlich geringerer Stückzahl vorzufinden als in der Schweiz. Während die beiden deutschen Stationen lediglich ein bis zwei Aromaöle zur Verfügung haben, sind auf den Schweizer Stationen bis zu neun Öle gegenwärtig.

Die Applikation der Aromen variiert auf ähnliche Weise. Die Raumaromatisierung durch Diffuser oder Tupfer, die mit Ölen getränkt sind, sind in Deutschland und der Schweiz häufig angewendete Maßnahmen. Ebenso wird die Anwendung der Aromen zur Pneumonieprophylaxe durch Einreibungen, s.g. *Streichungen*, sowohl in Deutschland als auch in der Schweiz regelmäßig ausgeführt. Für Voll- oder Teilbäder sowie Wickel werden Aromaöle in den beiden deutschen Kliniken eher nicht genutzt. Dafür finden diese Anwendungen in den Schweizer Spitälern umso mehr Integration im Pflegealltag.

5. Zusammenfassung

Im Vergleich der beiden Länder Schweiz und Deutschland hinsichtlich der Anwendung von Aromatherapie in der Pflege haben sich klare Unterschiede abgezeichnet. Dabei ist zu erkennen, dass die Pflegenden in der Schweiz Aromen deutlich umfangreicher einsetzen als das Pflegepersonal in Deutschland. Auch die Voraussetzungen hinsichtlich der Aromapflege sind in der Schweiz besser ausgebaut als in Deutschland. In der Schweiz werden die Pflegenden in Aromapflege gezielt aus- und fortgebildet. Durch bestehende Pflegestandards werden die Aromen dann professionell, gezielt und umfassend eingesetzt. In Deutschland hingegen fehlt sowohl die Aus- und Fortbildung als auch die Fundierung der Maßnahmen im Qualitätsmanagementsystem. Dennoch findet Aromatherapie auch in Deutschland Anwendung, wenn auch in wesentlich geringerem und weniger professionellem Ausmaß.

6. Schlusswort

Wie bereits beschrieben, sind die Unterschiede der beiden Staaten hinsichtlich der pflegerischen Anwendung von Aromen signifikant. Dabei verblüfft zum einen die Professionalität und die Selbstverständlichkeit der Anwendung von Aromaölen in der Schweiz. Zum anderen enttäuscht die Tatsache, dass in Deutschland Pflegende teilweise auf geringer Kenntnisgrundlage und ohne Pflegestandards Teile der Aromatherapie durchführen.
Der gezielte Einbezug von Aromen stellt ein großes Feld der alternativen Behandlungsmethoden dar. Diese Methoden bieten sich an, die medikamentöse Therapie der Schulmedizin zu begleiten. Aromatherapie selbstständig von den Pflegenden durchführen zu lassen, würde dem Berufsstand der Pflege mehr Kompetenz und Verantwortung zusprechen, was wiederum eine Chance bietet, die Professionalisierung der Pflege weiter voranzutreiben. Die Schweiz liefert ein gutes Beispiel dafür, wie geschultes Pflegepersonal zum Wohlbefinden und zur Genesung der Patienten mittels alternativer Therapiemöglichkeiten beiträgt. An diesem Beispiel sollte sich die deutsche Pflege orientieren. Dabei ist es meiner Meinung nach wichtig, das Ausbildungssystem der Pflegenden auf Hochschulniveau anzuheben, wie es in der Schweiz und weiten Teilen Europas bereits Standard ist. Die Studenten der Schweizer Hochschule HES-SO Valais-Wallis bekommen bereits im Grundstudium eingehend Ausbildungsinhalte zu Alternativtherapien vermittelt, wodurch sie diese Therapieformen in der Praxis umfassend, selbstständig und professionell anwenden können.
In Deutschland sind diese Ausbildungsinhalte im Zuge der Pflegeausbildung eher rudimentär zu finden, was sich dementsprechend auch auf die spätere Qualität der praktischen Anwendung dieser Therapiemöglichkeiten auswirkt. Würde man angehende Pflegende bereits ausgiebig nach dem Schweizer Vorbild in Aromatherapie schulen, könnte dies die Professionalisierung der hiesigen Pflege weiter vorantreiben, da auf Dauer voraussichtlich ein erhöhter Grad an Selbstständigkeit und Professionalität erreicht werden würde.

7. Literaturverzeichnis

Albert, Melanie,
   2015, Script „Workshop Aromatherapie und Wickel in der Langzeit- und Akutpflege"

Kneipp, Sebastian,
   1889 (Ebook-Ausgabe 2011), Einleitung zu „So sollt ihr leben", 4. Auflage, Verlag der Jos. Kösel'schen Buchhandlung, Kempten

www.Duden.de
   (http://www.duden.de/rechtschreibung/Medizin#Bedeutung1), zuletzt verwendet am 20.08.2015

E-Mail-Verlauf
   zur Befragung zweier Absolventinnen des Pflegestudienganges der HES-SO Valais-Wallis (E-Mail-Verlauf kann beim Autor dieser Hausarbeit angefordert werden)

BEI GRIN MACHT SICH IHR WISSEN BEZAHLT

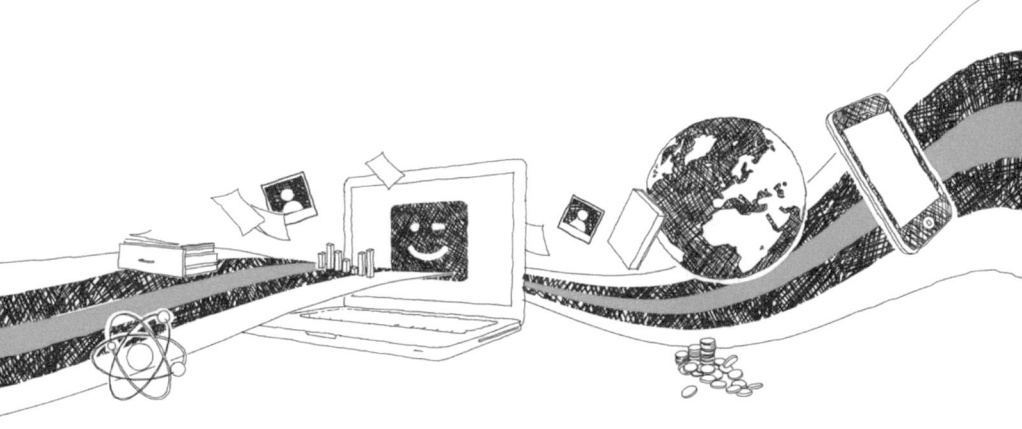

- Wir veröffentlichen Ihre Hausarbeit, Bachelor- und Masterarbeit

- Ihr eigenes eBook und Buch - weltweit in allen wichtigen Shops

- Verdienen Sie an jedem Verkauf

Jetzt bei www.GRIN.com hochladen und kostenlos publizieren

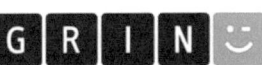